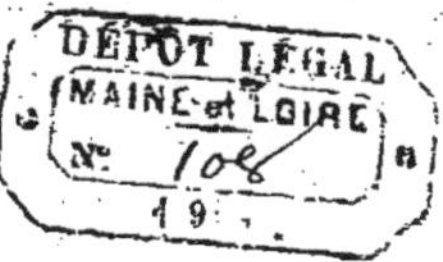

Dr SARAZIN (Auguste-César-Lucien)

de la Faculté de Paris
Aide du Service de Radiologie
de l'Hopital Mixte
Lauréat
de l'École de Médecine d'Angers

CONSIDÉRATIONS

SUR LES

Sacralisations Douloureuses

ANGERS
IMPRIMERIE DU COMMERCE
3, Rue Saint-Maurille, 3

1922

Dr SARAZIN (AUGUSTE-CÉSAR-LUCIEN)

CONSIDÉRATIONS

SUR LES

Sacralisations Douloureuses

ANGERS
IMPRIMERIE DU COMMERCE
3, RUE SAINT-MAURILLE, 3

1922

A MON PÈRE

Qui s'est toujours dévoué pour moi et m'est un grand exemple - en témoignage de profonde reconnaissance et de grande affection.

A MA MÈRE

Avec toute ma tendresse.

A MA GRAND MÈRE

A MON FRÈRE

A MON AMI A. PRIOU

A TOUS MES PARENTS ET MES AMIS

A MES CAMARADES D'ÉTUDES

A MES MAITRES DE L'ÉCOLE DE MÉDECINE ET DE L'HOTEL-DIEU D'ANGERS

A MES MAITRES DE LA FACULTÉ DE MÉDECINE DE PARIS

A MON PRÉSIDENT DE THÈSE

MONSIEUR LE PROFESSEUR P. CARNOT

Médecin de l'hôpital Beaujon

Chevalier de la Légion d'Honneur

Nous le remercions du grand honneur qu'il nous fait en acceptant la présidence de notre thèse, et nous le prions d'agréer l'hommage de notre respectueuse gratitude.

Considérations sur les Sacralisations douloureuses

INTRODUCTION

Au point de vue anatomique, les divers segments du rachis se différencient assez nettement les uns des autres. Mais, cependant, les vertèbres extrêmes de chaque groupe présentent des formes, en quelque sorte de transition, qui assurent la continuité du passage d'une section à la suivante.

A côté de ces dispositions normales, habituelles, se trouvent des cas exceptionnels où une vertèbre-limite se montre avec une exagération de ces formes de transition telle qu'elle doit passer, comme dénomination, du segment qu'elle occupe normalement au segment suivant. Et parmi ces anomalies, la transformation en vertèbre sacrée de la cinquième lombaire — sa sacralisation — est une des plus intéressantes.

Cette sacralisation ne constitue pas un fait nouveau, car depuis longtemps les anatomistes l'ont signalée : Serres, en 1861, présentait à l'Académie des Sciences une étude sur les malformations de la colonne chez les vertébrés. Kolmann, Testut, Farabeuf (thèse Posth), Rosemberg ont indiqué cette anomalie. Et l'Embryologie en fournit une explication satisfaisante en montrant, chez le fœtus, une portion lombo-sacrée constituée par dix pièces dont six lombaires et seulement quatre sacrées. Au cours de la vie utérine, alors que le bassin subit un mouvement d'élévation, les corps vertébraux s'adaptent à leurs nouvelles destinations et, en particulier, se transforme en sacrée la dernière — sixième — lombaire ; mais que le déplacement dépasse sa valeur normale, nous devons assister à une sacralisation supplémentaire, celle de la cinquième lombaire.

Les Orthopédistes et les Accoucheurs semblent les premiers qui aient fait de la sacralisation une étude clinique intéressant leurs spécialités ; les cas de sacralisation douloureuse n'ont été publiés que depuis une douzaine d'années. C'est de la coexistence des douleurs et de la malformation que nous nous occuperons dans ce travail, et nous traiterons successivement les points suivants :

1° Après avoir rappelé brièvement la disposition normale d'une cinquième lombaire, nous décrirons une pièce curieuse trouvée dans les collections destinées aux Etudiants de l'École de Médecine d'Angers : cette pièce est un sacrum composé de six vertèbres dont la première est, on le verra, le résultat de la transformation de la dernière lombaire ;

2° Nous procéderons ensuite à l'examen radiographique de cette pièce que nous rapprocherons de l'examen semblable d'une région lombo-sacrée normale ;

3° Aux deux chapitres précédents, étude anatomique, d'une part, radiologique d'autre part, s'ajoutera un chapitre clinique : la malformation, examinée anatomiquement puis radiologiquement, nous permettra de rappeler l'étiologie des douleurs accusées ; nous indiquerons les symptômes habituels et le diagnostic de ces sacralisations douloureuses. Au sujet de l'apparition de ces phénomènes douloureux, nous signalerons deux faits qui semblent intéressants :

a) Il est admis que la sacralisation peut rester latente et se révéler soit à la suite d'un traumatisme, même léger, soit consécutivement à une crise de rhumatisme. Nous rapporterons qu'un traumatisme, assez grave pour produire une fracture de deux vertèbres lombaires, peut être impuissant à provoquer les douleurs chez un sacralisé ;

b) La sacralisation étant restée latente jusqu'à un âge avancé, la tuberculose acquise est capable de faire apparaître les douleurs ;

4° Nous passerons en revue les divers traitements qui ont été proposés pour combattre les effets douloureux.

5° Nous rapporterons quelques cas de ces malformations choisis parmi ceux que nous avons trouvés en examinant les nombreux clichés que nous avons à notre disposition au Service radiologique de l'Hôpital mixte d'Angers ou parmi les malades vus depuis que la sacralisation est systématiquement recherchée ;

CHAPITRE PREMIER

ÉTUDE ANATOMIQUE

La cinquième vertèbre lombaire présente, dans le rachis entier et aussi dans le segment lombaire, une individualité bien nette : son corps, au lieu d'être constitué par un cylindre limité par deux plans parallèles, possède deux bases inclinées l'une sur l'autre ; et si nous faisons reposer le segment par sa base sur un plan horizontal, nous voyons la face supérieure inclinée de haut en bas et d'avant en arrière, ce qui donne au corps vertébral une hauteur plus grande en avant qu'en arrière.

L'apophyse épineuse y est très développée avec un bord postérieur plus large en bas qu'en haut.

Les apophyses transverses atrophiées sont minces et plutôt effilées que renflées à leur sommet. De plus, ces apophyses sont généralement plus inclinées en haut et en dehors que celles de la quatrième lombaire.

Les apophyses articulaires inférieures diffèrent des pièces semblables des vertèbres sus-jacentes par leur forme particulière et par la distance qui les sépare, cette distance étant supérieure à celle que l'on peut mesurer entre les apophyses articulaires inférieures des vertèbres sus-jacentes.

Les lames, très développées dans le sens vertical, sont nettement limitées en dehors par une crête verticale mousse qui réunit les deux articulations supérieures et inférieures.

Ces caractères, qui permettent de distinguer, parmi toutes les vertèbres possibles, la cinquième lombaire, sont nettement différents des caractères de la portion sacrée. Mais ce segment peut subir, par un mécanisme analogue à celui qui a été rappelé dans l'Introduction, ou peut-être pour d'autres raisons, une transformation capable de la rapprocher des vertèbres sacrées. Cette modification s'effectue par degrés :

1° Les apophyses transverses de L_v, ou l'une d'elles seulement subissent une hypertrophie en s'élargissant ou en se renflant à l'extrémité sous la forme d'une aile de papillon ou d'une queue de poisson. En même temps, il semble que la direction générale de ces portions osseuses soit modifiée : de montante en dehors qu'elle était normalement elle devient descendante ;

2° Ce développement exagéré finit par amener l'extrémité externe de l'apophyse dans le voisinage ou même au contact de l'os iliaque ou du sacrum ;

3° Ce voisinage peut enfin se transformer en une articulation ou même en une véritable soudure. Dans ce dernier cas, nous avons une complète fusion au sacrum d'une vertèbre surnuméraire : la sacralisation est complète.

On peut, évidemment, diviser en plus de trois étapes ce passage de l'état lombaire à l'état sacré et Le Double, qui a étudié la malformation qui nous occupe, divise en six degrés la sacralisation.

Après avoir rappelé brièvemnt la disposition d'une cinquième lombaire et la transformation de ce segment, nous allons procéder à l'examen de la pièce osseuse signalée précédemment, en nous aidant d'une étude très détaillée de cette pièce faite par notre camarade Boquel, interne à l'Hôtel-Dieu d'Angers.

C'est un sacrum formé de six pièces superposées et soudées, et présentant bien, sur sa face antérieure, au lieu de quatre, cinq reliefs transversaux correspondant à cinq disques intervertébraux sacrés ossifiés. Le premier, cependant, n'est pas complètement ossifié, mais présente, au niveau de sa crête, un sillon profond limité en haut et en bas par deux lèvres épaisses qui se rapprochent vers leurs extrémités latérales, où l'on peut constater la soudure, tandis que les pièces de la partie médiane laissent entre elles une sorte de tunnel ouvert en arrière aussi bien qu'en avant.

Le premier segment de la pièce forme avec le second un angle à sommet antérieur, et cet angle donne à l'ensemble de la face antérieure du sacrum (étant donnée la concavité normale qui est reprise après la vertèbre surnuméraire) la forme d'un S italique.

Les trous sacrés antérieurs offrent également des modifications qui font classer la vertèbre étudiée parmi les lombaires.

Examinant la face postérieure, nous pouvons reconnaître, à l'union de la première et de la seconde pièce, une dépression qui reproduit, en moins net, l'angle à sommet antérieur que nous avons signalé sur la face antérieure.

Sur la ligne médiane, la crête sacrée montre quatre éminences irrégulières : la première affecte la forme d'une apophyse épineuse lombaire se détachant de deux fortes lames. Cette apophyse aplatie transversalement est dirigée presque horizontalement et se termine par un léger renflement ; la seconde éminence est de forme différente, courte, épaisse et terminée par un tubercule irrégulier ; et il en est de même des deux suivantes. Immédiatement au-dessous de la quatrième éminence se voit l'échancrure en V renversé, orifice terminal du canal sacré. Cette échancrure répond aux corps du cinquième et du sixième segments et à la soudure de la quatrième et de la cinquième.

Au-dessous de l'apophyse épineuse de la première vertèbre, se trouve, entre les deux corps voisins, un orifice de forme triangulaire à base supérieure et à sommet inférieur permettant de voir le corps de la seconde et la soudure *incomplète* du premier et du second segments.

De chaque côté des crêtes sacrées se voient les gouttières sacrées formées par la soudure des lames vertébrales ; mais ces gouttières ne présentent leur netteté qu'à partir du second segment, la première ayant conservé ses lames libres, fortes et rectangulaires comme des lames lombaires et présentant deux bords supérieur et inférieur bien marqués. Le bord supérieur de la vertèbre sous-jacente est également libre et en retrait sur les premières lames.

En dehors de ces gouttières se trouvent les tubercules sacrés postéro-internes formés par la fusion des apophyses articulaires des vertèbres sacrées. Les apophyses supérieures de la première vertèbre sont libres et les surfaces articulaires regardent en dedans et légèrement en arrière ; elles sont supportées par un pédicule gros et court présentant à son extrémité interne et en arrière une saillie osseuse libre répondant au tubercule mamillaire des apophyses transverses lombaires. Les apophyses articulaires inférieures de cette même vertèbre sont en rapport direct avec les apophyses articulaires supérieures de la seconde vertèbre mais sans qu'il existe de soudure en ces points. Les autres apophyses articulaires des vertèbres sous-jacentes sont soudées et s'effacent si bien que les dernières se traduisent uniquement par des tubercules le long des bords latéraux de l'échancrure.

Les trous sacrés postérieurs trouvés en dehors de cette crête montrent également une différence essentielle entre le premier et tous les autres : le premier, le plus large, est de forme triangulaire et à base supérieure formée par l'apophyse transverse de la première vertèbre, renflée en son milieu par un tubercule paraissant répondre à l'apophyse accessoire de l'apophyse transverse des vertèbres lombaires. Le bord interne est constitué par le bord postérieur de l'apophyse articulaire supérieure de la seconde vertèbre, et le bord externe par une crête osseuse suite de la crête sacrée postéro-externe. De l'angle supérieur et externe, part une ligne de suture allant rejoindre, au-dessus de la fossette auriculaire, la suture trouvée à la face antérieure.

Au-dessus de la suture s'étend une surface rugueuse avec bord supérieur net et présentant une tubérosité qui ressemble à l'apophyse costiforme des vertèbres lombaires.

Les trois trous sacrés suivants sont normaux.

Les tubercules sacrés postéro-externes sont produits par la fusion des apophyses transverses bifurquées, et si on considère les fosses criblées situées entre les branches de bifurcation, on trouve la première beaucoup plus profonde que les autres.

Les bords de la pièce, triangulaires et à sommet inférieur, montrent les facettes auriculaires larges et rugueuses. Nous noterons une particularité au sujet des rapports de ces facettes : normalement un plan passant par les extrémités supérieures de ces facettes est tangent à la face supérieure du premier corps vertébral. Dans la pièce que nous étudions, ce plan rencontre la crête osseuse antérieure répondant à l'articulation des deux premiers segments : *il existe donc un corps vertébral tout entier au-dessus de ce plan.*

Si enfin nous examinons la base de la pièce, nous voyons le corps du premier segment, de forme ovalaire à grand axe transversal et, de chaque côté, se détache un aileron de forme spéciale, composé de deux portions : 1° une antérieure oblique de haut en bas et d'arrière en avant ; 2° une postérieure formant avec la précédente un angle de 130°. Les deux parties sont réunies par une crête oblique terminée en arrière par un gros tubercule rugueux rappelant l'apophyse costiforme des vertèbres lombaires. En gros, ces ailerons affectent la forme d'une queue de poisson.

Cet examen nous permet de conclure que, des six pièces qui composent ce sacrum anormal, la première présente les caractères d'une vertèbre lombaire incomplètement soudée par son corps aux corps des vertèbres sacrées. L'apophyse épineuse de ce premier segment possède les caractères d'une apophyse épineuse de vertèbre lombaire. Les lames de cette vertèbre restent libres et présentent un hiatus entre leur bord inférieur et le bord supérieur des lames sous-jacentes. Les apophyses articulaires inférieures de ce premier segment sont en rapport, mais sans soudure, avec les apophyses articulaires supérieures du second segment.

Nous avons donc entre les mains un cas de sacralisation de la cinquième vertèbre lombaire. L'altération est peu prononcée au niveau du corps et des apophyses épineuse et articulaires, mais très marquée au niveau de l'extrémité externe des apophyses costiformes qui se sont soudées aux ailerons du sacrum et se sont épanouies transversalement en formant deux ailerons analogues à ceux d'un sacrum normal, mais inclinés inversement en affectant la forme d'une queue de poisson. La malformation est ici à peu près symétrique ; elle n'est pas totale et correspond au stade numéro 5 de la classification de Le Double qui admet six degrés dans la sacralisation.

Les figures jointes à ce travail sont les reproductions de clichés photographiques que nous avons pris de la pièce vue par ses deux faces antérieure et postérieure. On a figuré en regard les vues correspondantes d'une pièce normale.

Nous remarquons la grande similitude qui existe entre cette pièce et celle que décrit Posth dans son travail sur le sacrum (thèse Paris, 1897) (fig. 39).

La trouvaille d'une pièce semblable n'est d'ailleurs pas chose rare. Le professeur Mauclaire en examinant, à l'Ecole pratique, 80 rachis isolés servant à l'enseignement de l'ostéologie, a trouvé un cas analogue à celui que nous présentons avec, à l'extrémité de l'apophyse hypertrophiée, une petite surface articulaire qui devait être en rapport avec une autre surface semblable de l'os iliaque. L'examen de vingt squelettes montés lui a donné un autre cas de sacralisation. Au musée Dupuytren, sur un des squelettes atteints de scoliose et de mal de Pott lombaires, il a vu l'apophyse transverse *non hypertrophiée* toucher le sacrum et la crête iliaque.

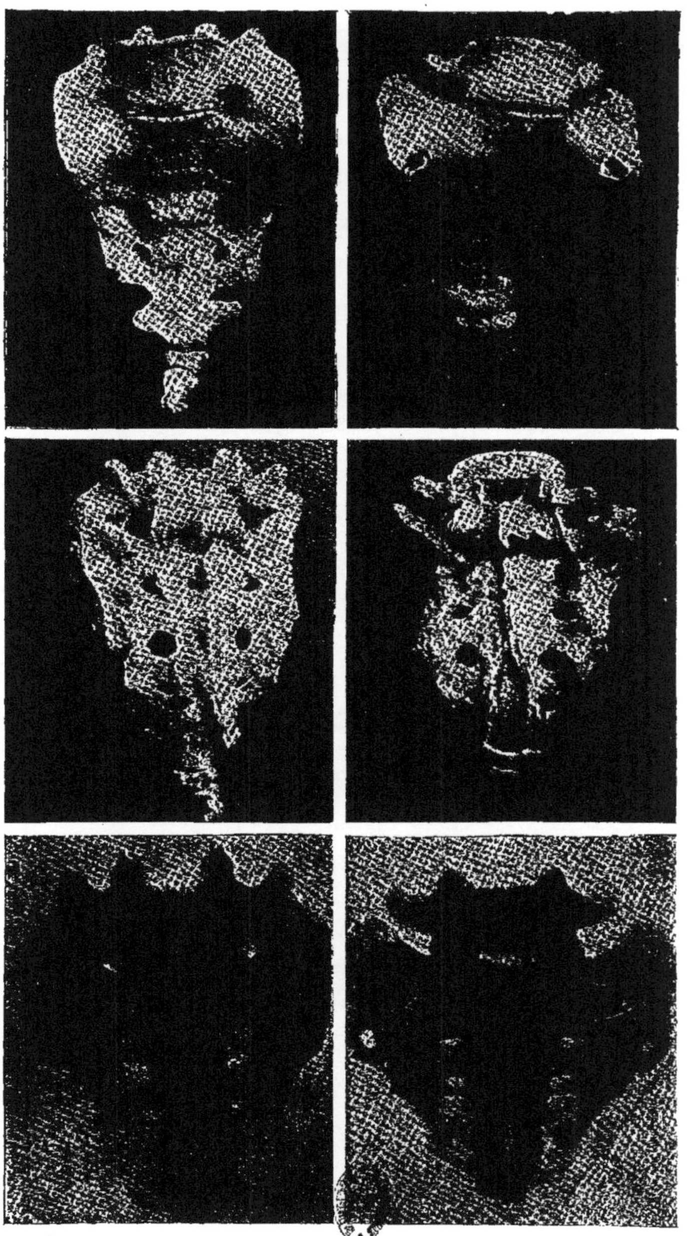

CHAPITRE II

ÉTUDE RADIOLOGIQUE

L'intérêt de cette étude réside dans le diagnostic étiologique des douleurs de la région lombo-sacrée. Si, comme on l'a établi, la malformation de la cinquième lombaire — sa sacralisation — est suffisante pour établir le diagnostic, nous devons pouvoir nous rendre compte très nettement de la plus légère déformation qui affecte cette vertèbre. Voyons donc l'aspect d'une L_v, normale d'abord, sur la plaque radiographique, et indiquons comment il convient de s'y prendre pour obtenir cette image ; puis nous verrons cette même vertèbre sacralisée et nous indiquerons les différences entre les deux clichés, différences qui doivent nous permettre d'affirmer la sacralisation du segment lombaire.

Rappelons d'abord que, sur un cliché de colonne lombaire normale, le cinquième segment ne donne pas ordinairement une image aussi satisfaisante que celle des vertèbres sus-jacentes et que plusieurs raisons expliquent cette différence :

1° Les lames de la L_v sont beaucoup plus larges que celles des autres lombaires et, en se projetant sur le corps vertébral, elles masquent partiellement l'image de ce corps ;

2° Ce corps, cylindre aplati, n'est pas limité par deux plans parallèles ; et nous avons déjà rappelé que les génératrices antérieures de ce cylindre sont plus longues que les génératrices postérieures. Autrement dit les deux plans terminaux sont angulaires et l'angle formé est ouvert en avant. Il résulte donc l'impossibilité d'obtenir nettement sur un cliché radiographique les images de ces deux plans, car la projection conique doit exagérer la dimension des génératrices antérieures (plus éloignées de la plaque) déjà plus grande que celle des génératrices postérieures. Donc, si nous centrons notre tube sur la portion moyenne du corps vertébral, nous projetons nos deux plans limitrophes suivant des ellipses plus ou moins allongées, et les bords de cette image doivent manquer de netteté. Nous ne pourrions obtenir une projection à contours bien tracés que s'il était possible d'opérer avec une incidence postérieure, le tube occupant une position convenablement calculée, définie par la rencontre des deux plans de base du corps vertébral. Pratiquement, cette incidence n'est pas possible, car d'une part elle éloigne de la plaque la région à examiner, et d'autre part elle présente des difficultés matérielles pour la mise en place du sujet. Force est donc de conserver la position en décubitus dorsal et d'orienter la source radiogène dans un des plans de base de notre corps vertébral : l'interligne choisi nous donne ainsi une bonne image, tandis que l'autre plan figure sur le cliché en une ellipse aplatie. Dans la recherche qui nous occupe, la surface intéressante est la face inférieure de la 5e lombaire. Nous allons rechercher les conditions nécessaires pour faire passer par son plan les rayons X destinés à l'impression de l'image. Une difficulté se manifeste au point de vue technique. En effet, si nous considérons le sujet debout, nous constatons l'horizontalité du plan supérieur de L₅. C'est donc le plan inférieur qui est oblique, et si l'on désirait, pour cette station, la limite correcte de la face inférieure, il faudrait diriger sur le corps vertébral des rayons obliques au plan du corps du sujet. Cette difficulté, jointe à cette autre qu'on ne peut facilement établir un bon contact avec la plaque photographique, fait qu'on utilise à peu près uniquement la station couchée, décubitus dorsal. (Il reste recommandé d'employer la station debout dans le cas de manifestations douloureuses n'existant que dans cette position.)

Pratiquement il semble que les rapports osseux, dans la région qui nous occupe, ne diffèrent pas notablement de l'une à l'autre des deux positions. Nous mettrons donc le sujet en décubitus dorsal ; nous effacerons son ensellure lombaire par une demi-flexion des cuisses sur le bassin (des sacs de sable maintenant les genoux) de même un coussin doit élever légèrement la partie supérieure du thorax. Le sujet étant ainsi disposé, et bien immobilisé, sur la plaque photographique, il nous reste à viser l'articulation lombo-sacrée. Remarquons que le redressement obtenu par la suppression de l'ensellure a pour effet de mettre sensiblement perpendiculaire au plan de la table et de la plaque l'articulation que nous voulons explorer ; il nous faut donc employer des rayons X de direction verticale et le tube est centré en conséquence. Il s'agit d'amener cette direction verticale dans le plan de l'articulation : ce plan siège, en général, à une distance à peu près égale de l'ombilic d'une part, de la symphyse pubienne d'autre part. C'est la position que nous adoptons quand il n'est pas possible de repérer exactement l'apophyse épineuse de la L_v. Mais lorsqu'il y a possibilité de trouver cette apophyse, nous préférons en marquer la position sur la table, viser latéralement cette position, et reporter enfin le tube jusqu'à la ligne médiane du corps du sujet en le déplaçant dans le plan de l'articulation.

L'image radiographique se présente de la manière suivante : le corps se dégage bien entre les deux ailes iliaques et, de chaque côté, se voient les apophyses transverses qui sont grêles et s'écartent du corps soit horizontalement, soit en remontant légèrement ; mais, dans tous les cas, elles sont bien dégagées au-dessus du sacrum entre les deux ailes iliaques et ordinairement moins développées que celles de la vertèbre sus-jacente. Les apophyses articulaires se voient nettement et leurs extrémités dépassent souvent la limite inférieure du corps vertébral.

Les lames très visibles, comme on l'a dit, masquent une partie du corps.

L'apophyse épineuse, bien visible, se projette sur le milieu du corps vertébral.

Comme type de cette vertèbre normale, nous avons radiographié une pièce de collection composée d'un sacrum et de la 5e lombaire (figure pl. I) en nous conformant aux indications données au sujet de l'examen d'une colonne.

En opposition avec cette vertèbre normale, nous avons pris d'une façon identique le cliché (fig. pl. 1) de la pièce anormale décrite dans le chapitre précédent. De l'examen de cette figure, nous pouvons tirer les conclusions suivantes, conformes à la description ostéologique :

1° Le premier corps (L_V sacralisée) n'est pas complètement soudé dans sa partie médiane et l'on voit encore le disque intervertébral en partie non ossifié ; la soudure existe sur les bords ;

2° L'apophyse épineuse du premier segment est très apparente ;

3° Les lames se projettent à peu près comme des lames lombaires ;

4° Les apophyses articulaires supérieures du premier segment se détachent nettement du reste de l'image ;

5° Les apophyses articulaires inférieures viennent, semble-t-il, s'articuler, et non se souder, avec les apophyses supérieures du second segment de la pièce ;

6° Les trous sacrés postérieurs ont un aspect nettement différent du premier trou dont la forme triangulaire décrite précédemment est mise en évidence, surtout sur le gauche ;

7° La position des facettes auriculaires est visible sur le cliché et, comme on l'a signalé dans la description, un plan horizontal défini par les extrémités supérieures de ces facettes accuse pour plan supérieur du premier corps sacré le plan supérieur de la seconde vertèbre de la pièce ;

8° Les apophyses transverses enfin, constituent par leurs deux portions angulaires des ailerons en queue de poisson réunis aux ailerons sacrés.

Tels sont les caractères radiologiques auxquels nous pourrons reconnaître qu'une cinquième lombaire a subi une sacralisation à peu près complète.

Rappelons encore que l'interprétation ne doit être faite que sur un cliché correctement pris si on veut éviter de confondre une pseudo-malformation, due à une projection oblique et par conséquent déformante, avec une véritable sacralisation.

CHAPITRE III

ÉTUDE CLINIQUE

FRÉQUENCE DE LA MALFORMATION. — La sacralisation de la cinquième lombaire est une malformation qui peut être qualifiée *fréquente* si on considère :

1° Les cas que l'on trouve dans les collections d'os destinés à l'étude — ces pièces ayant été, avant leur emploi et avant leur admission, l'objet de plusieurs triages ;

2° Les nombreuses déformations, aux divers degrés, que l'on découvre toutes les fois qu'on examine d'anciens clichés de la région lombo-sacrée conservés dans les collections. Et, il faut bien le reconnaître, ces malformations n'avaient pas autrement retenu notre attention au moment de l'interprétation des clichés. Le professeur Imbert, de Marseille, a publié, à ce sujet, une statistique curieuse : sur 40 clichés radiographiques de la région pris au hasard (aucun n'ayant été motivé par des douleurs lombaires), il a trouvé 24 cas de sacralisation. Sans pouvoir peut-être généraliser cette proportion qui n'est certainement pas atteinte par toutes les statistiques, nous nous rendons compte de l'importance numérique de cette malformation ;

3° Les types assez nombreux de sacralisation plus ou moins avancée obtenus dans les examens pratiqués systématiquement pour déceler la malformation.

SACRALISATIONS DOULOUREUSES. — On découvre, à l'examen radiographique, un grand nombre de sacralisations de la L_v chez des sujets qui n'accusent aucune douleur dans la région malformée. La statistique de M. Imbert est concluante. M. Lance a pu constater chez l'enfant un certain nombre de ces malformations qui n'étaient accompagnées d'aucune douleur. La sacralisation n'est donc pas nécessairement une modification douloureuse. D'autre part, si on soumet systématiquement à l'examen radiographique les sujets présentant des douleurs lombaires, on trouve une proportion imposante de cinquièmes lombaires sacralisées (Richards a obtenu ainsi une proportion de 90 %). Nous devons dès lors tirer la conclusion suivante :

Si toutes les sacralisations ne sont pas douloureuses, les douleurs lombaires sont très souvent l'accompagnement de cinquièmes lombaires sacralisées. Il semble donc exister des *sacralisations douloureuses.*

Etiologie des sacralisations douloureuses. — Plusieurs causes peuvent provoquer les douleurs qui accompagnent la sacralisation de la L_v :

1° Causes *surtout mécaniques* d'après les auteurs américains :

a) compression des tissus musculaires et fibreux par le rapprochement de l'apophyse transverse hypertrophiée de l'iliaque ou du sacrum ;

b) irritation et inflammation des bourses séreuses développées au niveau des points anormaux de pression ;

c) tiraillements ligamenteux, sortes d'entorse chronique de l'articulation sacro-iliaque due aux efforts du sujet pour obtenir la compensation d'une inclinaison du sacrum ;

d) compression ou tension des troncs nerveux au niveau de leurs trous d'émergence modifiés.

2° Causes *surtout nerveuses*, d'après les auteurs italiens :

a) rétrécissement de l'intervalle interosseux, destiné au 5e nerf lombaire, et transformation quelquefois en un véritable trou de conjugaison, d'où compression de ce nerf ;

b) étirement de la queue de cheval par déviation du rachis ;

c) le contact de l'apophyse transverse et du sacrum peut provoquer un processus irritatif.

Nous ne discuterons pas ces deux théories assez différentes l'une de l'autre et qui ne donnent ni l'une ni l'autre pleine satisfaction. Le professeur Nové-Josserand a émis une hypothèse pour expliquer les phénomènes douloureux de la sacralisation : « troubles dans les « rapports réciproques de la moelle et du rachis par le fait de la « sacralisation d'où tiraillement ou compression des racines nerveuses « sans rapport direct avec l'hypertrophie de l'apophyse transverse. » Et il fait remarquer la concordance relativement fréquente de la malformation lombaire avec l'affection cependant assez rare qu'est le spina bifida occulta. (Rossi, 2 cas sur 22 ; Nové-Josserand, 3 cas sur 19, et Goursolas, 2 cas sur 8.)

Pathogénie. — Quelle que soit la cause des phénomènes douloureux, nous savons que la malformation est et reste latente très longtemps, même indéfiniment. Mais l'élément douleur peut se manifester chez le sujet à vertèbre lombaire sacralisée :

1° Spontanément, ou probablement à l'occasion d'une cause légère passant inaperçue ;

2° A la suite d'un traumatisme capable, comme le dit Nové-Josserand, « de détruire un équilibre jusque-là instable et faire apparaître des compressions osseuses et des troubles articulaires sacro-« iliaques. Il peut également faire naître ou exagérer un tiraillement « des racines nerveuses latent jusqu'alors ». Mais si ce traumatisme *peut* engendrer les phénomènes douloureux, nous ne devons pas affirmer que ce traumatisme, même s'il est violent, est une *cause suffisante*. Nous rapporterons, en effet, le cas d'un homme de 46 ans (Observation I) tombé d'une hauteur de dix mètres sur les pieds, souffrant dans la région lombaire supérieure. La radiographie décèle chez lui, en même temps qu'une fracture des deuxième et troisième lombaires, une sacralisation double, presque symétrique, mais incomplète. Ce sujet, après un mois de traitement de sa fracture, marche sans difficulté, reprend son travail, n'accuse qu'une légère sensibilité au niveau de la fracture et aucune douleur en dehors de ce siège très précis ;

3° A une crise rhumatismale, peuvent encore succéder, chez un sujet sacralisé, des phénomènes douloureux, probablement par localisation du rhumatisme dans les bourses séreuses et les synoviales articulaires (articulation sacro-iliaque, néo-articulations transverso-sacrées ou transverso-iliaques) et aussi dans les gaines nerveuses (Observation III) ;

4° A ces causes occasionnelles, nous en ajouterons une dernière que nous avons pu constater dans deux cas ; il s'agit de bacillose acquise (Observations IV et V). Un examen radiographique, motivé par l'affection, montre chez les deux sujets, une sacralisation de la cinquième lombaire, qui semble être restée latente jusqu'à la cinquantaine. L'apparition des douleurs coïncide avec l'aggravation chez l'un (IV) et l'apparition chez l'autre (V) de l'affection pulmonaire. Deux cas isolés, comme ceux que nous rapportons, ne permettent évidemment pas d'énoncer une règle générale, et nous nous proposons de poursuivre cette étude lorsque de nouveaux cas se présenteront.

Symptomatologie. — Les symptômes de la sacralisation douloureuse constituent, par leur ensemble, ce qu'on a appelé le *syndrome de Bertolotti*, lequel peut se résumer en trois éléments :

1° Début ; 2° douleurs ; 3° symptômes associés, troubles trophiques.

1° *Début*. — Il apparaît généralement entre 20 et 30 ans, quand le développement du bassin est complètement achevé, et, comme nous l'avons dit déjà, à la suite d'un traumatisme, même léger, ou d'une crise rhumatismale. Malheureusement, de nombreuses exceptions à cette règle de l'âge se produisent, et si nous consultons les diverses publications parues sur ce sujet, nous trouvons : d'une part, Adams et Nové-Josserand citent chacun le cas de jeunes filles de 16 ans présentant ces phénomènes. Ledoux et Caillods publient le cas d'une fillette de 5 ans et demi, avec sacralisation gauche, douleur à droite et légère boiterie. Dans cette dernière observation, l'âge ordinaire de début est en défaut, mais la règle de l'achèvement de l'ossification est respectée, car le cliché radiographique montre l'ossification secondaire des vertèbres très avancée, alors que normalement cette ossification complémentaire ne commence que vers 15 ou 16 ans. D'autre part, Mercklen et Chastenet de Géry rapportent celui d'une femme chez qui les douleurs sont apparues à 58 ans. Dans les deux observations que nous présentons (IV et V), où il nous semble qu'on puisse rapporter l'apparition des douleurs à une tuberculose acquise, les âges sont également en dehors des limites primitivement fixées, soit 53 et 56 ans.

Nous ne pouvons donc pas attacher à l'*âge* une importance exagérée.

Quant au mode même d'apparition, s'il est brusque comme à la suite d'un traumatisme ou d'une crise rhumatismale, il peut être aussi insidieux, progressif et c'est ce second mode que nous avons pu constater chez les deux sujets faisant l'objet des deux observations IV et V que nous venons de rappeler.

2° *Siège des douleurs.* — D'une manière générale il est lombaire et les malades accusent d'eux-mêmes généralement un lumbago. Mais le siège peut être davantage précisé.

Si la sacralisation est symétrique, nous avons un siège médian répondant à peu près exactement à la base du sacrum.

Si elle est unilatérale, la douleur siège, ou dans la masse sacrolombaire, ou dans le voisinage de l'articulation sacro-iliaque, ou dans l'espace qui sépare la cinquième lombaire de la tubérosité iliaque postéro-supérieure.

Ces douleurs spontanées peuvent d'ailleurs apparaître ou être exagérées par la pression sur les mêmes sièges que les premières.

A côté de ces localisations primitives, il convient de citer des irradiations très fréquentes : soit à la région inguinale, soit au membre inférieur, et affectant la forme de névralgies soit sciatiques, soit ischiatiques, soit coccygiennes. Nové-Josserand et Rendu ont signalé les irradiations profondes localisées au tiers inférieur de l'uretère, douleurs exagérées par la pression. Dans bien des cas, on provoque la douleur aux points de Valleix.

On constate différentes particularités : les mouvements font naître ou accroissent la douleur, surtout les mouvements de latéralité de la portion lombaire. Il en est de même de la marche et de la station debout. On trouve des cas où la position assise est rendue difficile par suite d'une hyperesthésie coccygienne.

Quant à l'intensité même de la douleur, elle est extrêmement variable pour un même sujet avec le temps : peu souvent elle est constante, mais le plus généralement on observe des crises et des périodes de sédation. Ces crises ou ces accalmies sont souvent causées respectivement par la fatigue et par le repos.

3° *Symptômes associés.* — Bertolotti et aussi Rossi ont trouvé associés aux autres signes des manifestations de névrite : diminution de l'excitabilité électrique, réaction de dégénérescence, amyotrophie, modifications telles qu'hypo ou hyper-esthésie, et diminution des réflexes tendineux. Mais tous les auteurs n'ont pas toujours noté des symptômes aussi accentués que ceux des auteurs italiens.

On a signalé par contre des paralysies et des paraplégies survenant brusquement, en même temps que les douleurs lombaires.

Il peut y avoir encore une gêne dans les mouvements du rachis, ou même de l'impossibilité, et ce sont les mouvements de latéralité, plus que ceux de flexion, qui sont ainsi touchés. Il arrive même souvent que les douleurs lombaires, qui accompagnent ces mouvements ainsi limités, siègent du côté opposé au côté sacralisé.

Nové-Josserand indique, comme signe particulier, la difficulté de fléchir le genou au delà de l'angle droit.

Parmi les déformations qui accompagnent la sacralisation, on cite, pour les cas de malformation symétrique, l'effacement de la lordose normale, la formation d'un petit dos plan, la diminution de la longueur lombaire. Dans les sacralisations unilatérales, l'asymétrie de la lésion peut engendrer une scoliose et cette association est tellement fréquente que Bertolotti a pu faire cette hypothèse : toute scoliose accompagnée de douleurs sciatiques est attribuable à une sacralisation de la cinquième lombaire.

Enfin, l'asymétrie qui en résulte pour le bassin est capable d'engendrer la claudication.

DIAGNOSTIC. — Le diagnostic positif est ordinairement aisé et il est basé sur les points suivants :

Douleurs médiane ou latérale avec ou sans irradiations (ressemblant souvent à de la sciatique) apparaissant chez un sujet adulte ;

Aplatissement du dos et raccourcissement de la région lombaire ;

Scoliose lombaire ;

Asymétrie des deux régions sacro-iliaques ;

Limitation des mouvements rachidiens, surtout de latéralité ;

Radiographie.

Mais il est plus difficile d'établir le diagnostic étiologique, c'est-à-dire de rechercher la relation qui existe entre les phénomènes douloureux accusés par le malade et la malformation constatée. Il faut en effet se rappeler que la sacralisation peut rester latente longtemps et même indéfiniment ; donc on doit se demander si l'élément douleur n'est pas en rapport avec une autre affection de la région. Et en effet, si nous considérons d'une part la malformation, qui ne diffère d'un sujet à un autre que par degrés, nous trouvons des symptômes douloureux extrêmement variés.

Il n'existe pas de rapport constant entre le degré de la malformation osseuse et l'intensité des symptômes (Nové-Josserand, Léri). Des phénomènes semblables ont été observés chez des sujets sacralisés et chez d'autres indemnes de cette malformation (Léri).

Le siège des douleurs ne plaide pas en faveur de l'origine par sacralisation, car on observe des douleurs unilatérales pour une malformation double, et réciproquement; et pour une sacralisation asymétrique, de la sensibilité, soit du côté de la lésion, soit du côté opposé.

Enfin (Léri) les douleurs qui accompagnent la sacralisation sont discontinues, alors que la cause serait permanente.

On se trouve donc dans l'obligation de passer en revue les différentes affections qu'on élimine les unes après les autres pour établir la cause des troubles accusés.

Mauclaire a établi une liste comprenant 22 noms : l'entorse sacro-vertébrale ; l'entorse sacro-iliaque ; le lumbago traumatique ; le lumbago rhumatismal ; la sacro-coxalgie ; les ostéites du bassin ; les névralgies sciatique, ischiatique, coccygienne ; la névrite de la queue de cheval ; les lombarthries rhumatismales ou autres ; l'hydronéphose intermittente ; la pyélonéphrite ; la lithiase rénale ; l'uretérite, l'appendicite, l'entéroptose, la métrite, la neurasthénie ; on doit citer aussi les lésions syphilitiques, tuberculeuses, néoplasiques du rachis.

Nous ne passerons pas en revue tous les signes qui nous permettraient d'éliminer les unes après les autres ces diverses affections. Nous nous contenterons de considérer quelques cas seulement.

Mal de Pott lombaire : Il peut, par les douleurs qui accompagnent les mouvements du rachis, présenter quelque ressemblance avec les douleurs de la sacralisation, mais nous avons toujours, dans le mal de Pott, une localisation précise sur un corps vertébral ; nous notons la saillie anormale d'une épine ; on constate une raideur bien plus serrée que dans la sacralisation. Enfin, les mouvements de flexion et de redressement sont les plus limités, tandis que dans l'affection qui nous occupe, les mouvements de latéralité sont les plus difficiles.

Les névralgies sciatiques, ischiatiques, coccygiennes, présentent une localisation très précise, des symptômes bien nets : points de Valleix, signe de Lassègue.

Lorsque les douleurs, par leur localisation, attirent l'attention vers l'articulation sacro-iliaque, on utilise les mouvements de rapprochement et d'écartement des deux ailes iliaques, lesquels engendrent la sensibilité caractéristique dans le cas d'inflammation de l'articulation sacro-iliaque.

Un examen clinique attentif éliminera ordinairement, sans de trop grandes difficultés, les affections des organes abdominaux. On pourra faire usage encore des procédés radiologiques pour l'examen de ces organes. Ce n'est donc qu'après l'élimination de toutes ces affections qu'on pourra rapporter à la sacralisation les symptômes constatés. Agir autrement et sans un examen très approfondi de toutes les causes possibles serait extrêmement dangereux ; on verra, en effet, qu'actuellement encore la thérapeutique des sacralisations douloureuses est très peu certaine. Une erreur de diagnostic dans le sens que nous indiquons maintenant exposerait donc le malade à perdre le bénéfice des traitements bien établis dont son affection aurait été justiciable si elle n'était pas passée inaperçue.

Dans le même ordre d'idées, nous devons poser en principe, pour nos examens radiologiques futurs, la considération suivante : il arrive fréquemment qu'un médecin traitant envoie à la radiographie un de ses malades accusant des douleurs lombaires pas très nettement distribuées. Nous découvrons une malformation de la cinquième lombaire plus ou moins avancée vers la sacralisation complète ; si ce renseignement est le seul qui découle de notre observation, notre devoir est de le signaler comme un fait intéressant sans doute, mais non comme la cause évidente de la douleur. Cet examen radiographique ne doit pas constituer le dernier acte du diagnostic ; il est, au contraire, le point de départ d'une nouvelle série de recherches cliniques qui pourra conduire au diagnostic de sacralisation douloureuse, mais seulement après qu'auront été rejetées toutes les autres causes possibles des phénomènes douloureux.

Lance indique, pour confirmer le diagnostic de *sacralisation douloureuse*, la méthode suivante : une injection profonde de novocaïne dans l'orifice lombo-sacré supprime momentanément les douleurs si ces douleurs ont pour cause la sacralisation, mais ne possède aucune action sédative dans les autres cas.

Cet article était rédigé quand a paru dans la *Presse Médicale* le travail de M. Léri (22 février 1922), où l'auteur conclut à un pourcentage de 7 à 8 % de sacralisations douloureuses sur un total de cent sujets donnant 53 apparences de sacralisation.

CHAPITRE IV

TRAITEMENT DES SACRALISATIONS DOULOUREUSES

La pathogénie de l'affection qui nous occupe est encore bien douteuse et il s'ensuit que le traitement doit être lui-même assez mal établi.

Jusqu'ici trois hypothèses ont été, en résumé, émises :

1° La théorie américaine qui admet une cause mécanique, hypertrophie des apophyses transverses : le traitement chirurgical, résection de la ou des apophyses malformées s'impose comme conséquence ;

2° Suivant la théorie italienne (Bertolotti, Rossi), l'origine des douleurs de la sacralisation est plutôt nerveuse. On aura donc à orienter le traitement du côté médical : repos, massage, bains de lumière, électrothérapie ;

3° Si, enfin, on envisage l'hypothèse émise par Nové-Josserand, à savoir que les douleurs sont dues à une malformation médullaire, le traitement chirurgical n'a que très peu de chance d'être efficace, la thérapeutique reste donc uniquement médicale.

Comme agent thérapeutique, la radiothérapie ne pouvait pas manquer d'être utilisée : Richards, le premier, en a préconisé l'emploi et les modes d'application sont assez variables : on peut, par exemple, en employant un tube Coolidge réglé sur une étincelle équivalente de 20 centimètres environ et avec un filtre d'aluminium de 5 à 6 millimètres faire des applications de 5 à 6 unités H (mesurées sur la peau).

La résection des apophyses transverses a été pratiquée la première fois par Adams en 1910, puis par Goldthwait, par Kleinschmidt, par Mauclaire, par Nové-Josserand. Tous ces auteurs accusent de l'amélioration, mais aucun ne considère la guérison comme atteinte, car il reste ordinairement des séquelles nerveuses pendant très longtemps après l'intervention. La cause mécanique ne semble donc pas la seule.

Il en est de même du traitement médical employé d'abord par Bertolotti et par Rossi : repos, massage, bains de lumière, électrothérapie ; il amène, en général, une amélioration plus ou moins accusée.

On s'est adressé enfin à une thérapeutique mixte, tout au moins dans les cas graves. Ces cas sont, en effet, les seuls qui indiquent la résection. On pratique donc cette exérèse ; la cause est ainsi supprimée, mais restent, comme nous l'avons vu, les séquelles nerveuses. On les combat par les procédés médicaux indiqués, c'est-à-dire repos, massage, air chaud, électrothérapie.

La radiothérapie, pas plus que les autres procédés, n'est pas un moyen spécifique, mais cette méthode a amélioré déjà un certain nombre de cas douloureux de sacralisation. Richards, le premier, en a publié un. Michel, dans son travail sur la question, rapporte celui d'un sujet de 38 ans, soigné pour névralgie sciatique, suite d'un accident de travail, contusion de la région lombo-sacrée. Le malade présente tous les signes cliniques de la sacralisation et la radiographie confirme le fait. Trois applications de rayons X ont fait disparaître les douleurs et ont permis à l'ouvrier de reprendre son travail.

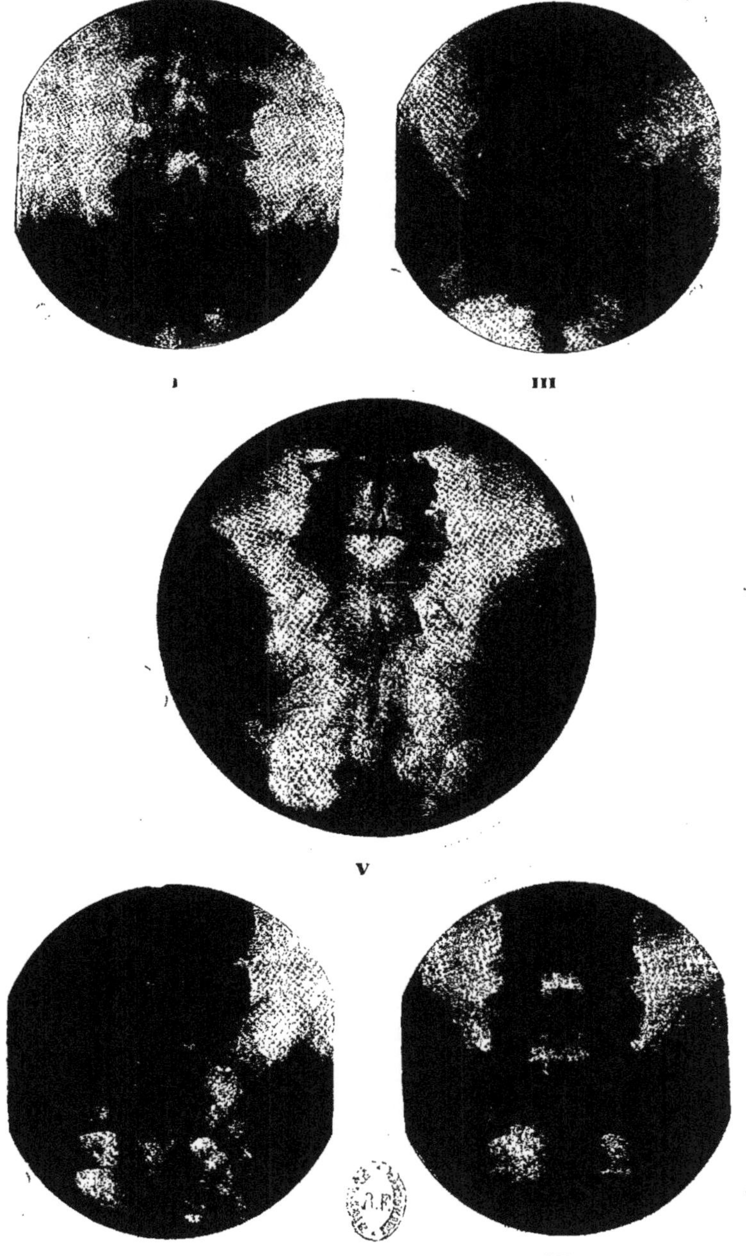
I
III
V
II
IV

CHAPITRE V

OBSERVATIONS

OBSERVATION I

P... Pierre, 46 ans, cultivateur, entre à l'Hôpital mixte d'Angers (Service de Clinique chirurgicale), le 19 novembre 1920. La veille, il était tombé d'une hauteur de dix mètres (d'un peuplier où il cueillait du gui). La chute se fait d'abord sur les pieds, puis sur le côté, et le blessé ne peut se relever. On l'emmène chez lui et le lendemain il est envoyé à l'Hôpital.

A l'examen, le sujet se plaint de douleurs au niveau du triangle de Scarpa et dans la région lombaire supérieure. On ne constate pas d'aplatissement de la région lombaire ; le blessé déplace ses membres inférieurs ; ses mouvements sont indolores. Il urine normalement.

Aucun trouble des réflexes et de la sensibilité.

On ne trouve pas de douleur propagée le long du sacrum.

Le signe de Lassègue est négatif ; la pression sur les points de Valleix sacro-iliaques ne provoque pas de douleur.

Le lendemain de son entrée, le blessé est envoyé au Service de Radiologie : une première plaque s'étendant à la colonne dorso-lombaire montre une fracture de la 2e et de la 3e vertèbres lombaires avec écrasement, mais sans déplacement des fragments. Notre attention ayant été attirée sur la région lombaire inférieure, nous procédons à la prise d'un second cliché (Radiographie 1 de la planche ci-jointe) qui permet de constater, en plus de la lésion traumatique déjà signalée (visible sur la 3e lombaire seulement sur l'épreuve), une malformation de la cinquième lombaire : hypertrophie des deux apophyses transverses, plus marquée à gauche qu'à droite.

A droite, cette apophyse se différencie de l'aileron sacré et, entre les deux portions osseuses, se voit un vide, à bords circulaires, continué extérieurement par un petit espace linéaire séparant, dans toute sa longueur l'apophyse du sacrum.

A gauche, la soudure existe et la zone transparente, symétrique comme position à celle de droite, est diminuée de grandeur et fermée extérieurement, limitée de ce côté par la soudure osseuse de l'apophyse transverse et de l'aileron sacré.

En présence de ce résultat, nous suivons le malade qui reste alité un mois et continue à ne présenter aucun trouble pendant toute cette durée. Au bout de ces quatre semaines environ, il se lève et commence à marcher ; il le fait sans difficulté et c'est à peine s'il accuse une douleur au niveau de sa fracture.

Le 16 janvier 1921, il sort de l'hôpital, complètement guéri, et reprend chez lui ses occupations.

Nous voilà donc en présence d'un malade qui présente, au point de vue anatomique, une sacralisation évidente, à un degré déjà assez avancé, et le traumatisme violent qu'il a subi ne réveille chez lui aucune douleur attribuable à cette malformation. Les seuls phénomènes douloureux constatés sont dus à ses fractures uniquement et disparaissent quand la consolidation s'effectue.

OBSERVATION II

L... Adolphe, 38 ans, manœuvre, entre à l'Hôtel-Dieu le 16 avril 1921, pour douleurs lombaires. On ne note rien d'anormal dans ses antécédents héréditaires. Rien à signaler non plus dans ses antécédents personnels ; il est marié et père de deux enfants bien portants.

Depuis plusieurs mois, il souffre de douleurs lombaires, surtout à gauche et par crises. Ces douleurs disparaissent par le repos, et, au contraire, augmentent par la fatigue. Une crise plus forte que les autres l'oblige à entrer à l'hôpital.

A l'examen, on note une douleur à la pression sur l'articulation sacro-iliaque gauche et sur les masses lombaires. Il existe, en outre, une déformation de la colonne lombo-sacrée à concavité gauche. Du côté des membres inférieurs, irradiations des douleurs avec gêne dans les mouvements de la marche et dans la station debout prolongée.

Le 20 avril, le malade se présente au Service Radiologique avec un diagnostic assez vague ; on trouve une déformation de la colonne lombo-sacrée, la portion lombaire formant avec le sacrum une angulation légère ouverte à gauche et dont le sommet répond à l'interligne L_v—S_1. Les contours osseux sont nets. Si on examine les apophyses transverses, on constate un développement exagéré des deux côtés avec :

à droite, soudure au moins en voie de formation (il semble même que la soudure existe dans la portion moyenne de l'apophyse rapprochée du sacrum) ;

à gauche, la soudure au sacrum paraît évidente ; elle est moins évidente avec l'aile iliaque.

Le malade quitte brusquement l'hôpital pour des raisons de famille et il ne nous a pas été malheureusement permis de le suivre.

OBSERVATION III

F... Jules, 61 ans, ancien domestique de ferme.

Ce sujet n'a présenté, comme passé pathologique, que quelques poussées de rhumatisme articulaire, principalement du côté gauche et à l'articulation du genou. Le membre inférieur était alors immobilisé.

En octobre 1918, au cours d'une nouvelle crise rhumatismale, il se plaint, en outre, de douleurs au niveau des reins et s'étendant à la région de la colonne lombaire. Cette crise est suivie d'autres crises, à intervalles irréguliers, qui sont douloureuses au point de faire admettre ce malade à l'Hôtel-Dieu, au mois de septembre 1921. A cette époque, on procède à un examen radiographique qui donne lieu aux constatations suivantes :

Déformation des vertèbres lombaires examinées, 3e, 4e et 5e dans leurs moitiés droites principalement ; la quatrième est, de plus, réduite de hauteur dans cette portion droite et présente des productions osseuses ; la cinquième est siège d'une forte production osseuse due vraisemblablement à une prolifération du corps vertébral sur son bord droit. En arrière de cette production se voit une apophyse transverse droite très développée, et dont le contour ne se distingue pas sur la projection de l'aileron sacré comme nous le constatons, sur d'autres clichés, toutes les fois où l'apophyse hypertrophiée reste éloignée de l'os iliaque. Cette apophyse, unie aussi au sacrum, laisse au-dessous d'elle un vide osseux d'assez petite dimension.

A gauche, on note également une apophyse transverse élargie, mais moins fortement qu'à droite, et dont le bord inférieur reste distinct du bord supérieur du sacrum.

L'examen clinique révèle les signes suivants :

Malformation osseuse de la colonne vertébrale avec aplatissement de la région lombaire qui présente également un sillon médian très accentué et une concavité droite ;

Troubles moteurs des membres inférieurs où la flexion des divers segments est difficile et réveille des douleurs comparables à celles produites dans la flexion limitée du tronc, au niveau de la partie lombaire ;

Troubles trophiques : réflexes légèrement diminués. Pas de points de Valleix sacro-iliaques douloureux. Signe de Lassègue négatif. Mais il existe une atrophie musculaire du grand fessier et des muscles de la jambe droite ; le pli fessier remonte plus haut qu'à gauche et les mensurations ont donné, à 10 centimètres au-dessus du genou : périmètre à droite, 28 ; à gauche, 29 centimètres ; à 13 centimètres au-dessus de l'articulation : à droite, 30 ; à gauche, 36.

OBSERVATION IV

L... Henri, 56 ans, hospice Sainte-Marie, service des vieillards. Pas d'antécédents héréditaires.

Antécédents personnels : Le malade accuse plusieurs bronchites et l'une d'elles, plus forte que les autres, le fait présenter à la visite et admettre à l'infirmerie de l'hospice. En outre de cette affection, le malade se plaint, depuis quelque temps, de fatigue et de gêne pendant la marche.

On examine son appareil locomoteur :

A *l'inspection*, le malade étant debout, on remarque une soudure de la colonne lombaire avec aplatissement de cette région et les constatations restent identiques quand on demande au sujet de se pencher en avant. (On note alors en outre la limitation de la flexion du tronc). On remarque de plus une atténuation du pli fessier gauche avec atrophie du membre inférieur du même côté.

A la *palpation*, on éveille une douleur sourde dans toute la région vertébrale inférieure. Le mouvement de flexion du tronc est incomplet et douloureux. Les mouvements de flexion et d'extension du membre inférieur se font complètement et librement.

Examen des réflexes : Réflexes cutanés abdominaux supérieurs et inférieurs faibles, un peu plus à gauche qu'à droite et il en est de même du réflexe cutané plantaire. Réflexes tendineux : achilléens et rotuliens normaux. Le malade est radiographié le 15 novembre 1920 (Radiographie n° 4). L'interprétation du cliché permet de faire les constatations suivantes :

Les quatre premières lombaires ne présentent aucune anomalie de forme. La cinquième a conservé sa hauteur normale ; elle est nettement séparée de la quatrième par un disque intervertébral bien visible. Il n'existe aucune rotation de cette pièce autour de son axe et pas de désaxage : la ligne des apophyses épineuses lombaires et sacrées est bien droite, mais il existe une diminution de la netteté du bord droit du corps vertébral. Quant aux apophyses transverses, elles sont hypertrophiées et symétriquement à droite et à gauche. Leurs parties inférieures externes ne se différencient pas de la portion sacro-iliaque avoisinante avec laquelle elle fait corps. Il semble même qu'à gauche on puisse délimiter une bifidité de l'apophyse se divisant en deux lames respectivement soudées à l'aileron sacré et à la crête iliaque.

On peut donc affirmer ici l'existence d'une sacralisation bilatérale. Cette malformation, latente pendant de longues années, s'est réveillée douloureuse à la suite d'un affaiblissement du malade, faiblesse due à la recrudescence d'une lésion pulmonaire d'origine bacillaire ancienne.

Ce malade, revu en effet, en janvier 1921, c'est-à-dire quatorze mois environ après le début de l'observation, est en meilleur état de santé au point de vue pulmonaire et n'accuse plus la même intensité de douleur qu'au moment du premier examen. Radiographié de nouveau, à cette date, la plaque ne montre aucune modification par rapport à la première.

OBSERVATION V

Elle se rapporte à un cas de sacralisation totale. Il nous a été permis de constater sur une malade la présence d'un sacrum à six vertèbres en tous points semblable à la pièce anatomique étudiée au début de ce travail, avec également une vertèbre sacrée supplémentaire due à la transformation de la dernière vertèbre d'une colonne lombaire ne contenant plus actuellement que quatre segments.

Mme E..., 53 ans, avait été adressée en clientèle privée au Dr C. Sarazin, mon père, pour l'examen radiographique de la colonne lombaire où il était permis de penser à une lésion pottique possible. L'examen plus particulier de la partie lombo-sacrée, suivant les règles indiquées précédemment, nous révéla ce qui suit :

1° La quatrième lombaire, de transparence exagérée, a subi une déformation avec perte de substance dans sa partie supérieure droite. Les apophyses transverses semblent atrophiées et de transparence exagérée. Le reste est normal ;

2° Le corps de la 5e lombaire apparaît comme complètement soudé à la base du sacrum. Les apophyses transverses, d'un développement énorme, sont terminées en ailerons qui semblent soudés aux ailerons sacrés. Entre ces ailerons lombaires et sacrés, restent deux orifices qui présentent une certaine ressemblance avec les trous sacrés.

Cet examen radiologique intéressant nous conduisit à nous documenter sur la malade et le Dr Bouic, médecin traitant, à qui j'adresse tous mes remerciements, voulut bien communiquer ce qui suit :

Mme E... était, il y a quelques années encore, une personne en parfaite santé et dans une situation lui permettant de ne pas se livrer à un travail trop pénible. En 1909, pour des raisons familiales, Mme E... se trouva dans la nécessité de s'occuper activement d'un métier réservé ordinairement au mari, et se fatigua énormément. Sur ces entrefaites, la fille de Mme E..., bacillaire, tombe sérieusement malade et la mère lui prodigue tous les soins sans cesser de s'occuper de son commerce pénible. La mort arrive et Mme E..., à son tour, doit être soignée pour une lésion pulmonaire semblable à celle de la jeune fille. Après un traitement énergique, l'état s'améliore, mais la malade continue à prendre beaucoup de récalcifiant, et les lésions sont alors assez rapidement sclérosées et Mme E... peut reprendre une vie plus active. L'évolution pulmonnaire continue et, en mars 1921, la malade éprouve une douleur dans toute la région lombaire, principalement la région inférieure ; elle ne peut plus se plier et finit par presque ne plus pouvoir se tenir debout ; il lui est impossible de ramasser un objet tombé à terre. Elle maigrit énormément.

A l'examen, on note une douleur violente, à la pression, sur les dernières vertèbres lombaires, douleurs telles qu'on peut penser à un mal de Pott avec abcès par congestion en perspective. Cette région lombaire est en outre aplatie avec effacement de la lordose normale.

Le sacrum présente un élargissement dans sa portion supérieure.

Il y a propagation des douleurs dans la région sacrée le long des articulations sacro-iliaques. Ces douleurs sont calmées par la position horizontale, mais exagérées par la marche qui est gênée et provoque une grande fatigue après quelques mètres seulement.

Légère amyotrophie des membres inférieurs.

Nous sommes ici dans les mêmes conditions que pour le malade de l'observation IV, soit une sacralisation chez une bacillaire et il est permis de penser que l'évolution de la lésion bacillaire a entraîné l'apparition des douleurs d'une sacralisation jusqu'alors latente et indolore.

CONCLUSIONS

1° La malformation qui nous occupe est très fréquemment observée, et nous en avons pour preuves :

a) les cas trouvés parmi les pièces de collections (squelettes normaux et anormaux) ;

b) le nombre considérable des clichés radiographiques qui manifestent cette sacralisation, à ses divers degrés, quand on passe en revue d'anciennes plaques de la région — en ne tenant compte, bien entendu, que de celles qui représentent la cinquième lombaire en *vraie grandeur*, c'est-à-dire en éliminant celles qui montrent cette vertèbre en projection oblique ;

c) les sacralisations fréquentes que l'on met en évidence, actuellement, au moyen d'une technique convenable pour éviter toute erreur d'interprétation, dans les examens motivés par des phénomènes douloureux divers.

2° Cette sacralisation n'est pas nécessairement douloureuse ; elle peut rester latente très longtemps et indéfiniment quelquefois. A ce sujet, il serait intéressant de pratiquer l'examen radiographique lombo-sacré de sujets âgés n'ayant jamais accusé de douleurs de la région et d'établir un pourcentage des anomalies constatées ;

3° Si la malformation lombaire *peut* devenir douloureuse à la suite d'un traumatisme, il existe des cas où ce traumatisme, même très violent, est une cause insuffisante ;

4° La sacralisation anatomique peut se transformer en une affection douloureuse dans la tuberculose acquise ;

5° Les phénomènes douloureux qui accompagnent la sacralisation ne sont pas, dans la plupart des cas, liés à la malformation d'une façon intime ; il suffit, pour s'en convaincre, de remarquer qu'une cause identique est incapable de produire des effets aussi différents les uns des autres, et même aussi discordants, que ceux qui ont été signalés ;

6° La découverte, par la radiographie, d'une sacralisation de la cinquième lombaire ne constitue pas un diagnostic. Elle doit être l'origine d'un nouvel examen clinique très soigné. Et le diagnostic définitif de *sacralisation douloureuse* ne sera établi qu'après l'élimination de toutes les autres affections pouvant répondre aux symptômes observés.

BIBLIOGRAPHIE

1861 Serres. — Mémoires à l'Académie des Sciences.
1888 Kolmann. — Anat. Geselschr.
1896 Testut. — Traité d'Anatomie humaine (t. I, p. 76).
1897 Max Posth. — Le Sacrum, *Thèse de Paris*.
1899 Rosemberg. — Morph. Jahr (vol. XXVII, p. 1-118).
1908 P. Desfosses. — La déformation des hanches dans la scoliose lombaire (*Presse Médicale*, 15 août).
Cramer. — In Zeitschrift für Chirurgie (t. XXII).
1909 Vignard et Monod. — La Scoliose par malformation lombaire primitive (*Lyon Chirurgical*).
Poirier, Charpy et Cunéo. — Abrégé d'Anatomie.
1910 Adams. — The American journal of orthopédie surgery.
Putti. — Die angeborenen Deformitaten der Wirbelsaule.
Tarnier et Budin. — Traité des Accouchements.
1911 J.-E. Goldthwait. — The Boston medical and Surgical Journal.
Fischer. — Etude radiographique de la 5e lombaire in Fortschritte a. d. geb. den Röntgenstrahlen.
1912 Chevrier. — Etude anatomique des anomalies vertébrales congénitales (*Thèse de Paris*).
Le Double. — Traité des variations de la colonne vertébrale.
Kleinschmidt. — Zeitschrift für Chirurgie (mars).
Bar, Brindeau, Chambrelent. — Pratique de l'art des accouchements (Variations pelviennes, par Commandeur).
1913 J.C. Goldthwait. — Une explication anatomique de beaucoup de cas de dos douloureux, ainsi que de bien des paralysies des membres inférieurs (*The Boston Medical and Surgical Journal*) (janvier).
Lesbre. — Anomalies costo-vertébrales congénitales (*Thèse de Lyon*).
Denucé. — Revue d'Orthopédie (décembre).
1914 Calvé. — Orthopédie et tuberculose chirurgicales (janvier).
Max Boehm. — Revue d'Orthopédie (janvier).

1915 Japiot et Santy. — Revue d'Orthopédie (mai).
1917 Bertolotti. — La Riforma medica.
— La Radiologia médica (vol. IV, fasc. 5 et 6).
1918 Rossi. — La Chirurgica degli organi di movimento (vol. II, fasc. 5 et 6).
1919 G. Nové-Josserand. — *Lyon Chirurgical* (novembre).
A. Weill. — Eléments de Radiologie.
Richards. — American journal of Röntgenology.
1920 Japiot. — Société des Sciences Médicales de Lyon (janvier).
Nové-Josserand. — Névralgie lombaire et sacralisation de la 5e lombaire. Soc. chir. de Lyon (janvier).
Rendu et Arcelin. — *Lyon Médical.* Soc. Sciences Médicales (janvier).
Mauclaire. — Société de Chirurgie de Paris (mars).
A. Feil. — Le Syndrome de Bertolotti (*Gaz. médic Centre,* mars).
Mauclaire. — Société de Chirurgie de Paris (avril).
Michel André. — Variation et malformation osseuse intéressant l'articulation lombo-sacrée (*Thèse de Lyon,* mai).
Mauclaire. — Société de Chirurgie de Paris (juin).
Delherm, Thoyer-Rozat, Chaperon. — Soc. Radiol. Médic. France (juillet).
Merklen et Chastenet de Gery. — Soc. Médic. Hôpit. Paris (juillet).
Merklen et Ferrier. — Soc. Médic. Hôpit. Paris (juillet).
Nové-Josserand et Rendu. — La sacralisation de la 5e lombaire et les accidents qui en résultent (*Presse Médicale* n° 52, juillet).
Nové-Josserand. — Intervention dans un cas de sacralisation (Soc. Chirurg. Lyon, juillet).
Clap. — Anomalie de la 5e lombaire. Etude radiographique.— Bulletin et Mémoires de la Société Anatomique de Paris (octobre).
Koenig (d'Orléans). — Société de Radiologie (octobre).
Lance. — XXIXe Congrès de Soc. Franç. de Chirurgie (octobre).
Mauclaire. — XXIXe Congrès de Soc. Franç. de Chirurgie (octobre).
Georget. — Etude radiologique de la 5e lombaire et diagnostic radiologique de la sacralisation (*Thèse de Lyon,* novembre).
Japiot, Michel Lucien, Bocca.— Soc. Sciences Médic. Lyon (novembre).
E. Ollivier. — Société anatomique (novembre).
Mauclaire. — Société de Chirurgie (décembre).
Farcy. — Société Française d'Electrothérapie et de Radiologie.
Guillaume. — *Thèse de Lyon.*
Bulletins et Mémoires de la Société Médicale de Paris.

1921 MAUCLAIRE. — La Sacralisation douloureuse de la 5e vertèbre lombaire (*Paris Médical*, janvier).

LEDOUX et CAILLODS. — La Sacralisation de la 5e lombaire, sa Pathogénie (*Presse Médicale*, n° 13, février).

MICHEL Lucien. — Etude clinique des accidents en rapport avec la sacralisation de la 5e lombaire (*Gazette des Hôpitaux*, n° 17, février).

FARCY. — Essai de radiothérapie dans un cas de sacralisation de la 5e lombaire (Soc. Franç. Electrothérapie et Radiologie, mars).

A. LÉRI et ENGELHARD. — Lombalisation de la 1re sacrée et sacralisation de la 5e lombaire (Soc. Médic. Hôpit. Paris, mars).

OLIVIER et DARBOIS. — Société de Radiologie médicale de France (mars).

MAUCLAIRE. — Sacralisation de la 5e lombaire avec amorce de spina bifida et mal de Pott (*Bull. et Mém. de la Soc. de Chirurgie*, mars).

GOURSOLAS. — Sacralisation et spina bifida occulta (Soc. de Radiol. médic. France, avril).

JAPIOT. — Etude radiologique de la sacralisation (*Journal de Radiologie et d'Electrologie*, avril).

A. TRÈVES. — Scoliose. Raccourcissement du membre inférieur et anomalie de la 5e lombaire (Soc. Pédiatrie, avril).

L. IMBERT et CATHALORDA. — Sur la sacralisation douloureuse (*Gazette des Hôpitaux*, n° 52, juillet).

A. LÉRI. — Sacralisation : Sa fréquence sur 100 régions lombaires (Soc. Médic. Hôpit. de Paris, juillet).

A. AIMES et L. JAGUES (de Montpellier). — Fréquence de la sacralisation dans les douleurs persistantes de la région lombo-sacro iliaque (*Progrès Médical*, n° 33, août).

LÉRI. — Sacralisation et Pseudo-Sacralisation. XVe Congrès français de Médecine (Strasbourg, octobre).

CHASSARD. — Société des Sciences médicales de Lyon.

1922 LÉRI. — La cinquième lombaire et ses variations, sacralisations et pseudo-sacralisations (*Presse Médicale*, 22 février).

IMPRIMERIE DU COMMERCE
3, Rue Saint-Maurille, 3
ANGERS

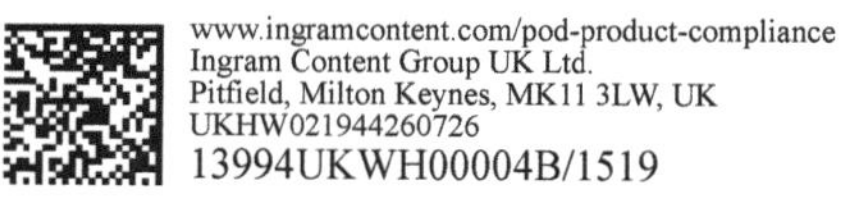
www.ingramcontent.com/pod-product-compliance
Ingram Content Group UK Ltd.
Pitfield, Milton Keynes, MK11 3LW, UK
UKHW021944260726
13994UKWH00004B/1519